Der Gebärmutterträger

Hysterophor.

Beitrag

zur Kenntniss und zur Behandlung des Vorfalls der Gebärmutter und der Scheide nebst Beschreibung eines neuen Instruments zur Zurückhaltung desselben

vom

Geheimen Sanitätsrath **Dr. Carl Mayer**
in Berlin.

Aus den Verhandlungen der Gesellschaft für Geburtshülfe in Berlin besonders abgedruckt.

Der ganze Ertrag ist für die an Gebärmutter-Krankheiten leidenden armen Frauen Berlins bestimmt.

Der Gebärmutterträger

Hysterophor.

Beitrag

zur Kenntniss und zur Behandlung des Vorfalls der Gebärmutter und der Scheide nebst Beschreibung eines neuen Instruments zur Zurückhaltung desselben

vom

Geheimen Sanitätsrath **Dr. Carl Mayer**
in Berlin.

Aus den Verhandlungen der Gesellschaft für Geburtshülfe in Berlin besonders abgedruckt.

Der ganze Ertrag ist für die an Gebärmutter-Krankheiten leidenden armen Frauen Berlins bestimmt.

Berlin,
Verlag von G. Reimer.
1848.

Vorwort.

Der besondere Abdruck des nachfolgenden Aufsatzes ist hauptsächlich durch den Wunsch veranlasst, der Anwendung des neuen durch zahlreiche Erfahrungen bewährten Instruments in den weitesten Kreisen Eingang zu verschaffen und zugleich den mancherlei Missgriffen vorzubeugen, welche trotz der Einfachheit des Verfahrens ins Besondere bei den ersten Versuchen wohl möglich und in einzelnen zu meiner Kenntniss gelangten Fällen auch bereits vorgekommen sind. Für denjenigen, der durch ein oft und lange gefühltes praktisches Bedürfniss zu einem neuen Verfahren geführt worden ist und der zugleich in der Lage war, von demselben sofort den ausgedehntesten Gebrauch zu machen, ergiebt sich wie von selbst eine Menge an sich vielleicht geringfügig scheinender, immer aber nicht unwichtiger Regeln und Rücksichten, deren Zusammenstellung und Mittheilung Allen denen nicht unwillkommen sein dürfte, welche ein solches Verfahren zum ersten Male anwenden wollen oder in ihrem Kreise weniger Gelegenheit haben, sich jene Regeln selbst zu bilden.

Die Liberalität des Herrn Verlegers, der nicht nur den besonderen Abdruck mit dankenswerther Bereitwilligkeit gestattete, sondern auch auf den Ersatz der ihm dadurch erwachsenden Kosten zuvorkommend verzichtete, macht es möglich den ganzen Ertrag den zahlreichen armen Frauen Berlins zukommen zu lassen, deren namenlose Leiden zu dem hier dargelegten Versuche der Linderung und Abhülfe die erste Anregung gegeben haben.

Berlin, am 24. Februar 1848.

Der Verfasser.

Wenn ich an die Besprechung eines Gegenstandes gehe, der wie der *prolapsus uteri et vaginae* schon so oft und aus so verschiedenartigen Gesichtspunkten behandelt worden ist, so bestimmen mich dazu im Wesentlichen zwei Gründe. Einmal habe ich wohl mehr als ein anderer Arzt Gelegenheit gehabt die betreffenden Leiden kennen zu lernen, da ausser den in meiner Privat-Praxis vorkommenden Fällen in Folge einer seit 15 Jahren hier bestehenden Einrichtung alle an *prolapsus* leidende arme Frauen, welche unentgeltliche Hülfe und Unterstützung nachsuchen, (ihre Zahl beläuft sich jährlich auf 70 — 80) mir von der hiesigen Armen-Direktion zugeschickt werden, und darf glauben, dass die Zusammenfassung der Resultate solcher langjährigen Erfahrungen nicht ohne Interesse sein werde. Ausserdem aber wünsche ich bei dieser Gelegenheit ein neues Verfahren zur Zurückhaltung der Vorfälle mitzutheilen, welches durch seine Einfachheit und seinen Erfolg vor allen bisherigen den Vorzug zu verdienen scheint und wie ich hoffe, durch seine allgemeinere Anwendung einen wesentlichen Nutzen stiften, das traurige Schicksal der zahlreichen an dieser Krankheit leidenden Personen, wesentlich erleichtern wird.

Der Vorfall der Gebärmutter und der Scheide, ein in allen Ständen, besonders aber in den ärmeren arbeitenden Klassen überaus häufig vorkommendes Leiden ist schon in leichteren Graden und bei übrigens günstigen Verhältnissen der Kranken mit vielfachen lästigen Beschwerden verbunden, aber in seinen schlimmsten Formen, — wenn die seit Jahren vorgefallenen Theile wie ein grosser exkoriirter, eiternder Fleischklumpen zwischen den Schenkeln liegen, bei jeder Bewegung, fast in jeder Stellung der Kranken unsägliche Schmerzen verursachen, Urin- und Stuhl-Ausleerungen hindern, ist es wahrhaft scheusslich. Am meisten zu beklagen und der Hülfe am dringendsten bedürftig sind diejenigen damit behafteten unglücklichen Weiber, welche bei der grössten Armuth durch schwere anstrengende Arbeit für die Erhaltung ihrer eigenen traurigen Existenz, für die Erhaltung ihrer Familie sorgen müssen, bis endlich das sich mit jedem Tage verschlimmernde Uebel sie zum Erwerb ihres kümmerlichen Unterhaltes unfähig macht, sie dem Hunger und Elende Preis giebt und die Zahl derjenigen vermehrt; welche nicht selten in einem noch gar nicht vorgerücktem Alter, die Mildthätigkeit ihrer Nebenmenschen, die Unterstützung von Seiten der öffentlichen Wohlthätigkeits-Anstalten in Anspruch nehmen müssen.

Die tägliche Erfahrung lehrt mich, wie wenig die ärztliche Behandlung, theils wegen der unzureichenden Kurmethoden, theils wegen der häufig mangelhaften Einsicht in das Wesen der Vorfälle, in ihr anatomisches Verhalten, gegen diese lästige Krankheit vermag. Man wird es mir daher verzeihen, wenn ich auch diesem Theil der Lehre vom *prolapsus* eine grössere Aufmerksamkeit zuwende, da ich sehe, dass oft genug Vorfälle der verschiedensten ätiologischen Natur nach demselben Schema behandelt werden und man wird es mir ohne weitere Versicherung glauben, dass ich überall die Ergebnisse meiner empirischen Beobachtungen und nicht die Weisheit der Handbücher vortrage. Ich weiss wohl, dass man seit Hippocrates den Uterusvorfall gekannt und besprochen hat, allein ich weiss auch, dass jede Art von Thatsachen von Zeit zu Zeit wieder revidirt werden muss.

Ich habe Dislokationen der Genitalien fast in jedem Lebensalter und in den verschiedensten Lebensverhältnissen beobachtet, jedoch nur ein Mal einen Vorfall der Gebärmutter bei einem 8jährigen Kinde, dessen Bauch mit faustgrossen Drüsen-Anschwellungen angefüllt war; dagegen fand ich nicht selten die verschiedensten Formen sowohl bei Frauen, welche noch nicht geboren hatten, als auch bei alten Jungfern, ebenso bei Schwangern, — am häufigsten indessen bei Frauen, welche bereits eine oder mehrere Geburten überstanden hatten. Bei den letzteren legt eine mit der Schwangerschaft und der Geburt verbundene ungewöhnliche Ausdehnung des Scheidenkanals, die wahrscheinliche Auflockerung der Verbindungen der Scheide mit den angrenzenden Gebilden und eine nachbleibende Ausdehnung der Mutterbänder, der Duplikaturen des Bauchfells und der Scheide selbst, grösstentheils den ersten Grund zu denselben; — zu frühzeitiges Aufstehen nach der Geburt, körperliche Anstrengungen bevor der Uterus seinen normalen Umfang, die Scheide ihre Festigkeit und Spannkraft wieder erlangt hat, sind die bekannten Schädlichkeiten, welche besonders bei allgemeiner Schwäche, die allmählige Ausbildung begünstigen. Bei Mädchen und bei Frauen, welche nicht geboren haben, geben häufig Krankheiten der Gebärmutter, chronische *metritis,* Intumescenz, Hypertrophie der Vaginalportion Veranlassung zu diesen Dislokationen, — oder es sind Fibroide in der Substanz, in der Höhle der Gebärmutter, Polypen, welche durch ihre Schwere den Uterus herabziehen; — nicht selten können auch Fibroide auf der äussern Oberfläche der Gebärmutter, Eierstocks-Cysten und andere Tumoren, bedeutende Exsudate in der Bauchhöhle, *hydrops ascites* u. s. w. von obenher den Uterus mechanisch herabdrücken. In einzelnen Fällen, welche mir nur einige Male vorgekommen sind, können gewaltsame Erschütterungen des Körpers, oder übermässige Anstrengungen z. B. das Heben schwerer Lasten, den Vorfall des Uterus ganz plötzlich hervorrufen.

Ich habe nicht nöthig, daran zu erinnern, dass man verschiedene Grade des Gebärmuttervorfalls unterscheiden kann, je nachdem der Uterus entweder nur gesenkt ist, tiefer als im normalen Zustande steht, — ***descensus uteri,*** — oder bis in die äussern Genitalien herabgesunken ist, ***prolapsus uteri incompletus;*** — oder vollkommen aus den Genitalien hervortritt, ***prolapsus uteri completus;*** — dass man ferner ähnliche Unterschiede bei dem ***prolapsus vaginae*** gemacht hat, insofern entweder die vordere oder hintere Wand derselben, wie eine elastische Geschwulst in den Scheidenkanal hineinreicht, oder der ***fundus vaginae*** etwas herabgesunken ist, — ***relaxatio, descensus vaginae;*** — oder dieselbe wie eine eiförmige Blase in der Schamspalte fühlbar wird, ***prolapsns vaginae incompletus***; — oder wenn sie wie ein Sack von verschiedenem Umfang und verschiedener Gestalt aus den Genitalien hervorgedrängt ist, ***prolapsus vaginae completus***, ***inversio vaginae.*** Ich will jedoch darauf aufmerksam machen, dass man in neuerer Zeit eine besondere Unterscheidung des ***descensus uteri et vaginae*** vom ***prolapsus incompletus*** für überflüssig gehalten hat, weil der erstere mit kaum merklichen Beschwerden verbunden, nur selten zur Kenntniss der Aerzte gelangt. Wenn man sich die Mühe giebt, recht viele Frauen mehrere Wochen nach der Entbindung zu untersuchen, wie ich es in letzterer Zeit bei allen sich bei mir meldenden Ammen zu diesem Zwecke gethan habe, so wird man besonders bei solchen, welche langsame und schwere Geburten überstanden, oder in den ersten Tagen nach der Geburt das Bett verliessen, um ihre gewöhnlichen häuslichen Verrichtungen zu besorgen, — was in den ärmeren Klassen fast überall geschieht, — die ersten Anfänge des Gebärmutter- und Scheiden-Vorfalls schon bei jungen Erstgebärenden recht oft deutlich erkennen, man wird entweder den *fundus vaginae* mit dem Uterus gesenkt, oder die vordere, oder die hintere Wand derselben als eine konvexe Geschwulst fühlen und schon in dieser frühen Zeit vorhersagen können, welche Form des *prolapsus* sich ausbilden werde. Ich muss daher der alten Unterscheidung des *descensus* ihr Recht vindiciren und halte dieselbe nicht nur in genetischer, sondern auch in praktischer Beziehung von der grössten Wichtigkeit, weil man bei einer sorgfältigeren Beachtung desselben, dem sich bekanntlich langsam entwickelnden Leiden bei guter Zeit wird begegnen können. Es ist ferner bekannt, dass in den meisten Fällen, wo die Scheide vollständig prolabirt oder umgestülpt ist, gleichzeitig mehr oder weniger eine Veränderung der Lage der Blase und des Mastdarms Statt findet, so dass dieselben oft herab- oder hervorgezogen werden und dadurch Störungen in ihren Funktionen erleiden, *cystocele* und *rectocele;* — nicht selten fühlt man auf der vordern oder hintern Seite des *prolapsus* Darmschlingen, welche mit gleichem Geräusch, wie andere Hernien zurückgeschoben werden können, — *hernia vaginalis anterior et posterior.*

Die beschriebenen Dislokationen der Gebärmutter und der Scheide können jede für sich allein, unabhängig von einander bestehen. Ich selbst habe den Vorfall der Gebärmutter in seinen verschiedenen Graden bei ganz normaler Beschaffenheit der Scheide und andrerseits vollständige Inversionen der Scheide bei vollständig normaler Stellung der Gebärmutter gefunden, so dass ich nicht mit Kiwisch die Scheide als Stütze oder als Träger der Gebärmutter betrachten kann. Uebrigens gehört nach meiner Erfahrung ein für sich allein bestehender vollständiger *prolapsus uteri* zu den allergrössten Seltenheiten, kommt fast nur in Folge der erwähnten den Uterus mechanisch herabdrängenden krankhaften Zustände, oder nach plötzlich und heftig einwirkenden äusseren Veranlassungen, nach Erschütterungen des untern Theils des Rumpfes vor. Schon häufiger fand ich die verschiedenen Formen des Scheiden-Vorfalls für sich allein, ohne dass der Uterus dabei betheiligt war. Diese können ebenfalls in seltenen Fällen körperlichen Anstrengungen ihre plötzliche Entstehung verdanken. So fand ich noch kürzlich bei einer 24jährigen gesunden Frau, welche zwei Mal leicht und glücklich; zuletzt vor 1½ Jahren geboren hatte, einen Faust grossen Vorfall der hintern Wand der Scheide, bei unverletztem *perinaeum,* bei ganz normaler Stellung der Gebärmutter, — welcher während die Frau mit ausgespreizten Beinen Holz sägte, plötzlich hervorgetreten war. Am häufigsten sind beide Zustände mit einander vereinigt, und zwar beim *prolapsus completus* in der Art, dass die ausserhalb der Genitalien liegende Geschwulst entweder von der vordern, oder der hintern Wand, oder von beiden Wänden der Scheide gebildet wird und entweder den ganzen Uterus, oder einen mehr oder weniger grossen Theil desselben in sich schliesst.

Bei den leichteren Graden des Gebärmutter-Vorfalls habe auch ich oft den Uterus gleichzeitig entweder nach vorn oder nach hinten geneigt, — *pronatio* — *retroversio;* — oder auch retortenförmig gekrümmt, geknickt gefunden — *antroflexio* — *retroflexio,* je nachdem der *fundus uteri* nach hinten, oder nach vorn liegt,

Das Verhalten der gänzlich vorgefallnen Theile ist ein sehr verschiedenes. In den meisten sehr veralteten Fällen, — ich selbst sah sie nach 30jährigem Bestehen — ist gewöhnlich das untere Segment entzündet, exkoriirt, geschwürig, ein wässriges, blutig gefärbtes, oder eitriges Sekret absondernd, in seltnern Fällen brandig, oder auch mit Exkrescenzen besetzt; während der obere, den Genitalien nähere Theil von schmutzig-blassrother Farbe, das Aussehen einer Schleimmenbran nicht selten ganz und gar verloren hat, mehr einer festen, derben, lederartigen *epidermis* gleicht und durch seine verschiedene Dicke den ganzen Vorfall bald wie eine dickhäutige Blase, bald wie einen festen, fleischigen Körper erscheinen lässt. In dem obern und vorderen Theil der vorliegenden Geschwulst befindet sich fast immer ein Theil der herabgezogenen Harnblase, welche in solchen Fällen vergrössert, in ihren Wandungen verdickt, hypertrophirt zu sein pflegt, es kommen jedoch ansehnliche Scheidenvorfälle vor, in welchen solche Dislokationen der Harnblase nicht Statt finden. Im ersten Fall liegt die Mündung der *urethra* höher als der hervorgetretene Theil der Blase, die *urethra* selbst ist nach aussen gekrümmt, so dass die Applikation des Katheters gewöhnlich nur mit Mühe, in der Regel erst nach erfolgter Reposition des Vorfalls geschehen kann. Wenn die hintere Wand der Scheide entweder allein oder gleichzeitig prolabirt, wobei man häufig Dilacerationen des *perinaeum* antrifft, ist gewöhnlich ein Theil des Mastdarms in den obern und hintern Theil des *prolapsus* mit hineingezerrt, die vordere Wand desselben wird dadurch ausgebuchtet, so dass bei der Exploration *per anum*, der hakenförmig gekrümmte Finger nach aussen und abwärts in diese sackförmige Erweiterung gelangt. Die schon oben erwähnten Darmschlingen treten entweder in dem Raum zwischen Blase und Gebärmutter, oder in dem zwischen Gebärmutter und Mastdarm herab, tragen viel zur Vermehrung des Umfanges des Vorfalls bei und geben demselben eine mehr halbkugelförmige Gestalt, während er ohne dieselben mehr cylindrisch zu sein pflegt.

Der unterste Theil der vorliegenden Geschwulst zeigt mit wenigen Ausnahmen eine Oeffnung von verschiedener Grösse und Gestalt, welche entweder von der invertirten Scheide gebildet wird, oder das *orificium uteri externum* selbst ist und dann durch die meistentheils wulstigen Muttermundslippen leicht erkannt wird. An der Stelle dieser Oeffnung findet man zuweilen, gewöhnlich bei ganz alten Frauen, nur eine Grube, welche den in Folge der lange dauernden chronischen Entzündung vollständig verwachsenen Muttermund andeutet. Der Uterus liegt entweder in unveränderter Grösse vollständig ausserhalb der Genitalien in der invertirten Scheide und ist in seiner dreieckigen Form durchzufühlen, oder er ist nur zum Theil hervorgetreten und dann mehr oder weniger hypertrophirt. In nicht gar seltenen Fällen ist es nur die hypertrophirte Vaginalportion, welche bis zur äussern Oeffnung des

Vorfalls reicht, während der Körper der Gebärmutter seine normale Stellung behalten hat, Fälle wie Virchow einen solchen im zweiten Jahrgang unserer Verhandlungen beschreibt, in welchen sich die Uterussonde in verschiedener Länge einführen lässt, ich selbst habe in letzterer Zeit unter 52 Vorfällen bei 21 eine von 3 bis zu 7 Zollen variirende Länge des in dieser Art hypertrophirten Uterus gefunden.

Bei den von mir in den letzten drei Jahren in der Armen-Praxis beobachteten 233 Fällen von *prolapsus* habe ich folgendes Zahlenverhältniss der verschiedenen angegebenen Formen gefunden;

Prolapsus uteri incompletus, allein: 8
Prolapsus uteri completus, allein: 3
Prolapsus der vordern Wand der Scheide, allein: . 21
Prolapsus der hintern Wand der Scheide, allein: . 3
Prolapsus beider Wände der Scheide, allein: . 9
Descensus uteri mit *prolapsus* der vordern Wand der Scheide: 26
Descensus uteri mit *prolapsus* der hintern Wand der Scheide: 5
Descensus uteri mit *prolapsus* beider Scheidenwände . 4
Prolapsus uteri mit vollständiger Inversion der vordern Wand der Scheide: 51
Prolapsus uteri mit vollständiger Inversion der hintern Wand der Scheide: 4
Prolapsus uteri mit vollständiger Inversion beider Scheidenwände 99

Die Verbindungen der *inversio vaginae* mit *prolapsus uteri* der Zahl nach bei Weitem die häufigsten, durch die damit verbundenen Beschwerden die lästigsten Formen, mögen bei oberflächlicher Betrachtung oft für *prolapsus uteri completus* gehalten worden sein und dadurch zu der irrigen Ansicht geführt haben, dass der Scheidenvorfall seltener vorkomme als der Gebärmuttervorfall. Selbst Dieffenbach sagt in seiner operativen Chirurgie, im ersten Bande, S. 654: „Der Vorfall der Scheide „ist im Allgemeinen viel seltener als der der Gebärmutter,

„wenigstens wird das Bedürfniss operativer Hülfe hier selten „so dringend, als beim Gebärmuttervorfall, und tonische „Einsprützungen sind oft allein hinreichend, den Zustand „zu heilen oder zu verbessern," worin ich ihm nicht beistimmen kann.

In den angegebenen Fällen fand ich vollständige Verwachsungen des *orificium uteri* bei sieben alten Frauen und kleine polypöse Excrescenzen an der prolabirten Vaginalportion bei drei Kranken.

Die Reposition der vorgefallenen Theile lässt sich mehr oder weniger leicht bewerkstelligen, soll jedoch in einzelnen beobachteten Fällen ganz unmöglich gewesen sein, was mir bei der grossen Zahl von Vorfällen, welche ich zu behandeln Gelegenheit hatte, bis jetzt nicht ein Mal vorgekommen ist, wobei ich natürlich diejenigen Fälle, in welchen der Uterus durch oft unheilbare Krankheiten, durch grosse Fibroide und andere Tumoren u. s. w. von obenher herabgedrängt wurde, nicht mitzähle; ich habe mich jedoch von der Möglichkeit des Vorkommens nicht reponirbarer Vorfälle ohne die angegebene Komplikation durch ein interessantes von Virchow aufbewahrtes Präparat überzeugt.

Die Genitalien gehörten einer 50jährigen Person, welche i. J. 1842 in der hiesigen Charité an einer chronischen Diarrhoe verstarb und 25 Jahre lang, in Folge einer schweren Entbindung bei welcher eine Zerreissung des *perinaeum* Statt gefunden, an einem Scheidenvorfall gelitten hatte. — Vor der erweiterten Schamspalte, an deren unterem Ende 3½ Zoll von der obern Kommissur und 1½ Zoll von einem Rudiment des *perinaeum* entfernt, sich eine 1¾ Zoll lange und ½ Zoll breite Hautbrücke, vielleicht die Folge einer unvollkommen gelungenen Dammnath, befand, lag eine Mannsfaust grosse, konvexe, feste, derbe, unebene Geschwulst, die nach hinten einen Taubenei grossen, zwischen der erwähnten Hautbrücke und dem *rectum* hervorragenden Anhang hatte, auf welchem wieder eine etwa Haselnuss grosse Geschwulst aufsass. In der Mitte der nach unten gekehrten konvexen Fläche befand sich eine kleine Spalte, in welche sich eine gewöhnliche Uterussonde nur einige Linien tief, aber wie sich später ergab, eine feine Haar-Sonde 4 Zoll weit einführen liess. Die ganze Geschwulst glich dem Ansehen und dem Gefühl nach einem aus den Genitalien hervorgetretenen fest eingekeilten fibrösen Tumor, stellte sich aber nach einem, in der Richtung von der vordern nach der hintern Kommissur gemachten Durchschnitt als ein *prolapsus vaginae* dar, welcher durch das ungewöhnlich hypertrophirte und verdichtete Gewebe der Scheide und ihrer Verbindungen die beschriebene eigenthümliche Beschaffenheit erhalten hatte. Die Dicke der Scheide betrug da wo sie die Harnblase überzog $\frac{3}{4}$ Zoll und in der Gegend der *excavatio-vesico uterina* und *recto-uterina* $1\frac{1}{5}$—$1\frac{1}{4}$ Zoll. In dieser invertirten Scheide befand sich nach vorn die herabgezogene Blase, welche nicht nur vergrössert, sondern auch in ihren Wandungen bis auf $\frac{1}{3}$ Zoll verdickt war; — ferner eine sehr tief herabtretende *hernia vaginalis anterior* und eine *posterior;* — zwischen beiden lag die verlängerte hypertrophirte Vaginalportion, welche mit der Scheide so innig verschmolzen war, dass man sie nur durch den Lauf der Fasern von derselben unterscheiden konnte. Das verlängerte *collum uteri* hatte eine Länge von $2\frac{3}{4}$ Zoll und eine Dicke von 1 Zoll, der im Ganzen $4\frac{1}{2}$ Zoll lange, in seinen Wandungen auffallend verdickte Uterus hatte im Becken seine naturgemässe Stellung beibehalten; ebenso war das *rectum* nicht in die Geschwulst hineingezogen. Es ist wohl möglich, dass im Leben die Geschwulst leichter zu diagnosticiren war, aber wahrscheinlich wird sie bei dem grössern *turgor* der lebendigen Theile nicht zu reponiren gewesen sein.

Was die Behandlung der Gebärmutter- und Scheidenvorfälle betrifft, so versteht es sich von selbst, obwohl es in der Praxis oft genug übersehen wird, dass dieselbe theils eine allgemeine medizinische, theils eine örtliche chirurgische sein muss.

Ein allgemeines therapeutisches Verfahren wird zunächst bei denjenigen Formen nothwendig, welche durch Krankheiten der Gebärmutter, der Becken, oder der Bauchhöhle bedingt und unterhalten werden; es muss natürlich der jedesmaligen Krankheit angepasst und in allen solchen Fällen der örtlichen Behandlung immer vorangeschickt werden. Mit der Heilung der chronischen *metritis*, der Intumescenz der Gebärmutter, der Hypertrophie der Vaginalportion, des *hydrops ascites*, mit der Entfernung der Gebärmutter-Polypen wird man sehr oft gleichzeitig die prolabirte Gebärmutter in ihre normale Stellung zurückkehren sehen, oder es wird doch in der Regel bald nachher gelingen durch das später anzugebende Verfahren den zurückgebliebenen Vorfall vollständig zu heben. Leider stossen wir aber hier auf Krankheiten, deren Heilung ausserhalb der Grenzen unserer Kunst liegt — ich will nur an die grossen häufig vorkommenden Fibroide auf der äussern Oberfläche und in der Substanz der Gebärmutter, an grössere in die Beckenhöhle gedrängte Tumoren und Eierstocks-Cysten erinnern, welche sehr häufig die Gebärmutter bis an die äussern Genitalien und weiter herabdrängen. Unter den vielen mir in meiner Praxis vorgekommenen hieher gehörenden Fällen, will ich beispielsweise den folgenden anführen:

Frau v. N. eine 26jährige, kleine, zarte, an einen jungen kräftigen Gutsbesitzer seit 6 Jahren verheirathete Blondine, verlangte meinen Rath, weil das Ausbleiben von Nachkommenschaft sie mit banger Besorgniss erfüllte. Von Kindheit an zwar nur schwächlich aber gesund, seit ihrem dreizehnten Jahre regelmässig menstruirt, wurde sie bald nach ihrer Verheirathung von einer Unterleibsentzündung befallen und blieb seit dieser Zeit angegriffen, reizbar, klagte über Schmerzen in der Lebergegend und im Unterbauch, welche letztere besonders durch anhaltendes Sitzen vermehrt wurden, übrigens waren alle Funktionen in Ordnung.

Bei der Untersuchung fand ich die normal beschaffene, etwa einen Zoll lange Vaginalportion am *introitus vaginae* gegen die *urethra* gedrängt, also einen *prolapsus uteri incompletus*. In der obern Hälfte des kleinen Beckens, auf der hintern Fläche des herabgedrängten Uterus und mit demselben fest verbunden lag ein Eigrosser, runder, fester Tumor, welcher wieder mit einer grössern Geschwulst zusammenhing, welche aus dem Becken in die Höhe steigend, beinahe bis an den Nabel reichte, die Mitte des Bauches einnahm und durch die dünnen Bauchdecken fühlbar aus einem Konvolut grösserer und kleinerer Tumoren oder Fibroide zusammengesetzt, mit dem Uterus ein zusammenhängendes Ganze bildete, was sich gar nicht verkennen liess, wenn die schmerzlose Geschwulst von obenher durch die Bauchdecken herabgedrückt wurde, während die andere Hand *per vaginam* untersuchte. Der herabgedrängte Uterus liess sich nur mit Mühe ein klein wenig in die Höhe heben. — Ein um so traurigerer Fall, insofern die entschiedene Unheilbarkeit desselben gleichzeitig dem jungen Ehepaare eine kinderlose Ehe in Aussicht stellt.

In diesen und ähnlichen unheilbaren Fällen bleibt dem behandelnden Arzt in der Regel nicht viel mehr zu thun übrig, als durch ein palliatives Verfahren die damit verbundenen Beschwerden zu mildern, die durch den herabgedrängten Uterus verursachten Urin- und Stuhlverhaltungen möglichst zu beseitigen.

Bei der allgemeinen therapeutischen Behandlung muss ferner bei den übrigen nicht zu der genannten Kategorie gehörenden Vorfällen die Natur des Leidens und das Allgemeinbefinden der Kranken berücksichtigt werden; demgemäss wird bei einigen, besonders bei den nach gewaltsamen Erschütterungen des Körpers frisch entstandenen oder bei Vorfällen der schwangern Gebärmutter, bei *metritis* u. s. w. ein antiphlogistisches, weit häufiger aber bei allgemeiner Schwäche der Kranken, ein roborirendes Verfahren Anwendung finden.

Die örtliche Behandlung der Dislokationen der Gebärmutter und der Scheide beschränkte sich bekanntlich seit den ältesten Zeiten her hauptsächlich darauf, die dislocirten Theile zu reponiren und nach vorangeschickter Reposition durch in die Scheide eingebrachte Körper, durch sogenannte Mutterkränze oder Pessarien zurückzuhalten. Erst in neuerer Zeit versuchte die operative Chirurgie, angeregt durch die allgemeinen Klagen über die Unzulänglichkeit und über die bedeutenden Nachtheile derselben, mit Hülfe des Messers oder des Glüheisens eine radikale Heilung zu erzielen; indessen sind die Erfolge der verschiedenen bis jetzt angewandten Operations-Methoden, im Vergleich zu ihrer Schmerzhaftigkeit und Wichtigkeit, zu der damit verbundenen Gefahr, zu der Schwierigkeit und oft langen Dauer der Nachbehandlung, noch zu wenig befriedigend, als dass man eine derselben den Kranken als ein unfehlbares Heilmittel unbedingt empfehlen könnte.

Unser allgemein betrauerte, in der Geschichte der Chirurgie unsterbliche Dieffenbach hat auch diesem Gegenstande die grösste Aufmerksamkeit zugewandt und mit seinem bekannten Eifer die zur Prüfung der Zweckmässigkeit und Brauchbarkeit der einzelnen Operationsmethoden nöthigen Versuche, mehr als ein anderer Chirurg im Grossen angestellt. Er machte zuerst unzählige Mal die Vereinigung der Schamlefzen, die Episiorrhaphie, meistens mit glücklichem Erfolg, aber trotz seiner Geschicklichkeit auch ohne Erfolg; — in den glücklichsten Fällen hatte er jedoch, wie er selbst sagt, nur dem Uterus den Ausweg versperrt, aber in der Dislokation keine Veränderung herbeigeführt. Die Folge davon war, dass die dislocirten Theile durch ihre natürliche Schwere einen anhaltenden Druck auf die zusammengeheilten Schamlefzen und auf das *perinaeum* ausübten und entweder eine sehr lästige Geschwulst, eine Art von Hernie des Mittelfleisches bewirkten, oder sich allmählig wieder einen Ausweg bahnten

Vielleicht noch häufiger versuchte Dieffenbach durch die Verengerung der Scheide auf blutigem Wege, durch die Elytrorrhaphie, den *prolapsus uteri et vaginae* radikal zu heilen, aber obgleich sie ihm Anfangs vortreffliche Dienste zu leisten schien, so überzeugte er sich doch, dass, abgesehen davon dass die Operation keinesweges gefahrlos ist, sie oft nur eine vorübergehende Hülfe leistete und dass Frauen, denen er bedeutende Partieen der Vaginalhaut ausgeschnitten hatte und vollkommen geheilt zu sein schienen, sich nach Jahr und Tag mit einem neuen *prolapsus* wieder bei ihm einfanden. Er gab deshalb beide Operations-Methoden als unsicher in ihrem Erfolg wieder auf und versuchte in den letzten Jahren die Verengerung der Scheide durch die Anwendung des Glüheisens auf die vorgefallenen Theile zu bewirken: die Erfolge dieses Verfahrens erschienen ihm allerdings befriedigender, indessen auch hier kehrte das Uebel öfter wieder und es fragt sich ob viel Frauen in solchen Fällen den Muth haben werden, die Operation wiederholen zu lassen? Ausserdem sagt Dieffenbach in seiner operativen Chirurgie, dass nicht nur das allgemeine Befinden der Frauen in vielen Fällen die Anwendung des Glüheisens verbietet, sondern dass auch, wenn grosse Falten der Scheide vorliegen, dasselbe nicht zulässig sei; — da nun aber gerade diese Beschaffenheit der Scheide in den meisten sehr veralteten Vorfällen der ärmeren Frauen fast immer Statt findet, so bietet uns dies Verfahren für die häufigsten und bösesten Fälle gar keine Hülfe. Die übrigen sonst noch empfohlenen Methoden: die Abbindung eines Theils der Scheide, die Einführung eines Ringes durch die grossen Schamlefzen, die Anwendung von Aetzmitteln u. s. w. haben sich noch weniger nützlich gezeigt und wir müssen also vorläufig noch darauf Verzicht leisten, von Seiten der operativen Chirurgie eine sichere radikale Hülfe zu erlangen.

Was die Pessarien anbelangt, so wissen wir zwar, dass dieselben eine nicht vollständig vorgefallne Gebärmutter und Scheide nach vorangegangener Reposition in der normalen Lage zu erhalten vermögen; — dass ihre Applikation den Kranken fast augenblicklich Erleichterung und das behagliche Gefühl einer seit langer Zeit vermissten Sicherheit in allen Bewegungen verschafft; — dass sie sogar nach einigen wenigen Beobachtungen Vorfälle des Uterus geheilt haben sollen, indessen hat die Erfahrung aller Chirurgen und Geburtshelfer es längst herausgestellt, dass keines der vielen kugelförmigen, runden, ovalen, scheiben-, teller-, ring-, cylinder-, becher-, kegelförmigen, gestielten und ungestielten, elastischen und nicht elastischen, von Holz, Kork, Elfenbein, Horn, Fischbein, Porzellan, Metall u. s. w. gefertigten, genügt, um gerade die häufigste, der Hülfe am meisten bedürftige Form, die Jahre lang bestehenden, sehr grossen vollständigen Gebärmutter- und Scheiden-Vorfälle zurückzuhalten. Man würde hiernach ihre Anwendung auf eine bestimmte Reihe von Fällen beschränken können, wenn nicht ihre Nachtheile so gross, so überwiegend wären, dass sie unbedingt ganz und gar aus der Praxis verbannt zu werden verdienen.

Es ist allgemein bekannt, dass sie, wenn sie festsitzen und die dislocirten Theile zurückhalten sollen, nicht allein den obern Theil der Scheide unausgesetzt in einer widernatürlichen Ausdehnung erhalten, — sondern dass sie die Gebärmutter und die Scheide reizen, entzünden, nach und nach exkoriiren wenn sie längere Zeit getragen werden. Sie vermehren die naturgemässen Absonderungen, führen gewöhnlich zu profusen, stinkenden, jauchigen Leukorrhoen, häufig zu bösartigen Geschwüren und Wucherungen, sogar zu Blasen- und Mastdarmscheidenfisteln. Ganz besonders verdient hervorgehoben zu werden, dass ein Theil der vermehrten Sekretionen sich auf der obern dem *fundus vaginae* zugekehrten Fläche des *pessarium* ansammelt, und dass die aus denselben sich nach und nach absetzenden kalkartigen Massen das Instrument allmählig vollständig inkrustiren, dadurch die für den Abfluss der Absonderungen bestimmte Oeffnung desselben mit der Zeit verschliessen und endlich eine so feste Adhäsion mit dem Uterus und dem Scheidengewölbe herbeiführen, dass sie oft mit diesen Theilen fest verwachsen erscheinen und dadurch die bösesten Zufälle erregen. Man hat zwar vorgeschlagen diese bekannten entsetzlichen Folgen, durch häufige Injektionen, durch öfteres Herausnehmen und Reinigen der Pessarien zu verhüthen; die Injektionen könnten täglich von den Kranken selbst, das Fortnehmen und Wiedereinbringen der Pessarien müsste von einer Hebamme oder einem Geburtshelfer mindestens alle 14 Tage besorgt werden. Wenn man indessen weiss, dass selbst gebildete Frauen diese Unbequemlichkeiten scheuen, wenn man gar die Unreinlichkeit, die Sorglosigkeit, die Trägheit der ärmeren Frauen in solchen Beziehungen kennt, so kann man sich nicht wundern, dass diese Proceduren fast nie oder immer zu spät vorgenommen werden, wenn bereits die bösen Folgen sich fühlbar machen. Wer aber je ein solches inkrustirtes, pestartig stinkendes, mit der Scheide oder dem Uterus beinahe verwachsenes *pessarium* losgerissen und zu Tage gefördert hat, der müsste billigerweise für immer die Lust verlieren, je wieder davon Gebrauch zu machen.

Ich habe zuerst vor beinahe 30 Jahren als Sekundäarzt der hiesigen geburtshülflichen Klinik, Gelegenheit gehabt, einer solchen von meinem würdigen Lehrer, dem verstorbenen Elias v. Siebold gemachten Operation beizuwohnen und habe sie später in mehreren Fällen selbst machen müssen. Ich habe um ein solches mit der Scheide fest zusammenhängendes kugelförmiges *pessarium* fortzuschaffen, dasselbe mit einer Holzschraube anbohren müssen und grosse Fetzen der Scheide mit herausgerissen; — ich habe runde und ovale von Holz, von Kork, mit Wachs überzogene und elastische herausgebrochen, — ich habe mit unsäglicher Mühe ein gestieltes von Porzellan entfernt, welches bereits eine grosse Blasen-Scheidenfistel verursacht hatte, — ich habe solche Unglückliche unter den grässlichsten Leiden sterben sehen — und habe um solcher möglichen Folgen willen nie in meiner langen Praxis ein *pessarium* angewandt.

Ich bediene mich zur Zurückhaltung der Gebärmutter- und Scheiden-Vorfälle nur der schon von Hippocrates *(de natura muliebri Ed. Kühn II. p.* 533.*)* empfohlenen Schwämme und einer sogenannten Stützbandage und habe dieselben mit Zustimmung der hiesigen Armen-Direktion auch bei den armen Frauen allgemein eingeführt.

Der Schwamm hat den grossen Vorzug, dass er als ein weicher, nachgiebiger, elastischer Körper sich der Form der Scheide vollkommen anpasst, dieselbe nach allen Richtungen hin ausfüllt und stützt, ohne dieselbe an irgend einer Stelle vorzugsweise auszudehnen und zu drücken, wie dies entschieden alle Pessarien thun und namentlich auch das von Kilian neuerdings empfohlne *Elytromochlion*, welches bei seinen übrigen unverkennbaren Vorzügen, wenn es den Vorfall zurückhalten soll, nicht nur den obern Theil der Scheide bedeutend auseinandersperren muss, sondern auch auf die beiden entgegengesetzten Punkte derselben, einen fortdauern-Druck ausübt, dessen mögliche nachtheilige Folgen sich nicht ganz in Abrede stellen lassen, weshalb das Instrument auch wohl keinen Anklang bei den hiesigen Aerzten gefunden hat. Der Schwamm kann ferner von jeder Kranken mit Leichtigkeit nicht nur täglich fortgenommen und ausgewaschen, sondern auch ebenso leicht von ihnen selbst wieder eingebracht werden; — endlich aber kann er durch vorheriges Eintauchen in passende Flüssigkeiten, als Träger wohlthätiger und wirksamer Arzneistoffe dienen und auf diese Weise zur gänzlichen Heilung der Vorfälle noch mehr beitragen.

Man nimmt einen gewöhnlichen, nicht durch Säuren gebleichten, sorgfältig von allen Steinchen oder fremden Körpern befreiten, in lauem Wasser aufgeweichten, wiederholt ausgewaschenen und gereinigten, weichen, feinporösen Waschschwamm, schneidet daraus, nach der verschiedenen Länge und Weite der Scheide, runde Cylinder von 3 bis 3½ Zoll Länge, von 1½ bis 2 Zoll im Durchmesser, mit möglichst glatter Oberfläche. Die kleinen kaum Fingerlangen und Fingerdicken Schwämme, wie solche häufig von Hebammen den Kranken applicirt werden, sind unnütze Spielereien! Durch den unteren Theil desselben zieht man ein schmales leinenes oder seidenes Bändchen, welches in der Länge von einigen Zollen zusammengeknüpft wird und dazu dient, den Schwamm aus der Scheide hervorzuziehen. In bestimmten Fällen, besonders bei grosser Empfindlichkeit der Scheide kann man denselben in ein feines, leinenes Säckchen stecken, muss aber darauf achten, dass der Schwamm durch dasselbe nicht eng und prall eingeschlossen wird, sondern beweglich in demselben liegt, weil er sonst gleich den cylindrischen Pessarien, nicht nur seine wohlthätige, die Scheide ausfüllende Eigenschaft verliert, sondern auch dieselbe wie ein harter Körper drückt und weit leichter herausgleitet.

Zur Einführung bedient man sich am besten eines glatten, runden, oben abgestumpften Fischbeinstäbchens, von der Dicke eines Federkiels, welches, nachdem vorher ein Loch mit dem spitzen Ende desselben in den Schwamm gebohrt ist, bis beinahe gegen das obere Ende desselben hineingeschoben wird, wodurch der Schwamm eine gewisse Erektion erhält, welche das Einbringen desselben erleichtert. Die Applikation desselben geschieht nach entleerter Urinblase am zweckmässigsten in horizontaler Lage der Kranken, kann jedoch auch im Stehen bewerkstelligt werden. Man bringt, nachdem der Vorfall reponirt ist, zwei geölte Finger in die Scheide, so dass sie mit dem Rücken gegen die untere Kommissur zu liegen kommen, führt auf denselben mit der andern Hand den zusammengedrückten Schwamm ein und schiebt ihn mit dem Fischbeinstäbchen so tief, bis man einen Widerstand vom *fundus vaginae* fühlt und zieht dann das Stäbchen heraus, indem man mit den eingebrachten Fingern den Schwamm zurückhält, drückt diesen dann nach der Aushöhlung des Kreuzbeins und zur Seite, so dass er eine diagonale Richtung erhält; — dies letzte Manoeuvre ist nöthig, weil er in perpendikulärer Stellung viel leichter heruntergleitet. Man muss die Kranken nicht nur auf diesen Umstand, sondern auch ganz besonders darauf aufmerksam machen, dass sie den Schwamm möglichst tief in die Scheide drücken, damit der untere Theil desselben nicht etwa in der Schamspalte stecken bleibt, weil die durch denselben geriebenen empfindlichen Nymphen sich entzünden und Schmerzen verursachen.

Zur bessern Zurückhaltung des Schwammes und zur Unterstützung der gewöhnlich sehr ausgedehnten und erschlafften äussern Genitalien dient die schon oben erwähnte Stützbandage, eine aus Parchent, Leinwand oder Englischem-Leder verfertigte Tbinde, deren Bauchgurt etwa 3 Finger breit, deren zwischen den Schenkeln fortlaufender mit Knopflöchern, zum Anknöpfen an den Bauchgurt versehener Gurt an beiden

Enden eine gute Handbreit ist, während er nach der Mitte zu, wo er zwischen den Schenkeln liegt, nur eine Breite von 1½ Zoll haben darf, weil er sonst belästigt. Auf diesem Gurt ist ein 4 Zoll langes, 1½ Zoll breites, kaum 1 Zoll hohes, weiches, von Rosshaaren gepolstertes, mit weichem Leder oder mit Wachsleinwand überzogenes Kissen mehr nach hinten angebracht, so dass der vordere Rand desselben mit der Mitte des Gurtes zusammenfällt und das Kissen selbst beim Gebrauch gegen die untere Kommissur der Genitalien und gegen das *perinaeum* zu liegen kommt. Der grössern Reinlichkeit wegen, besonders bei vorhandener Leukorrhoe muss man dasselbe mit einer weichen, öfters zu wechselnden leinenen Kompresse bedecken lassen, Solche Stützbandagen dem Körper der Kranken gehörig angepasst und hinlänglich straff angezogen, geben den Frauen, welche lange mit einem vollständigen Prolapsus sich mühsam fortschleppten, das ermuthigende Gefühl von Sicherheit und Festigkeit und sind in allen Fällen wo Dilacerationen des *perinaeum* gleichzeitig Statt finden fast gar nicht zu entbehren. Sie werden in der beschriebenen Form vom hiesigen Instrumentenmacher G r i e b e l seit einer langen Reihe von Jahren zu einem sehr billigen Preise für die Armen-Direktion geliefert und von mir an die Bedürftigen vertheilt. Von den Englischen, namentlich von dem viel gerühmten *uterus supporter* des Mr. E l a m unterscheiden sie sich dadurch, dass bei diesen Statt des Bauchgurts eine mit Leder überzogene Bruchbandfeder und Statt des andern Gurts ein lederner Riem mit doppelten Federzügen genommen worden ist, wodurch diese bedeutend theurer werden, ohne einen wesentlich grössern Nutzen zu stiften.

Der Schwamm wird in den ersten 8 bis 14 Tagen Morgens und Abends fortgenommen, indem man ihn langsam in rotirender Bewegung hervorzieht, während die andere Hand das Hervortreten der Scheide verhüthet, und wird sogleich, nachdem er vorher sorgfältig ausgewaschen und nachdem die Scheide durch wiederhohlte Einsprützungen mit kaltem Wasser oder kaltem Chamillen-Aufguss zuvor hinlänglich gereinigt ist, wieder eingebracht. Späterhin wenn die prolabirt gewesenen Theile sich wieder an ihre normale Lage gewöhnt haben, ist es um so weniger nöthig, dass der Schwamm auch des Abends wieder eingebracht werde, da der Uterus und die Scheide in horizontaler Lage der Kranken selten zu prolabiren pflegen. Während der Menstruationszeit muss der Schwamm natürlich gänzlich entfernt bleiben, um so mehr ist es aber zu wünschen, dass die Kranken während dieser Zeit die möglichste Ruhe beobachten und wenn die Verhältnisse es irgend gestatten, auch den grössten Theil des Tages in horizontaler Lage zubringen.

Eine eigenthümliche von Vielen als nachtheilig bezeichnete Eigenschaft des Schwammes, dass derselbe sich gewissermassen an die Scheidenwände ansaugt und dieselben korrodirt, halte ich vielmehr für einen Vorzug, weil dieselbe gehörig benutzt, zu der oft von mir bewirkten Radikalkur der Vorfälle führt. Mein hierauf basirtes Verfahren ist in allen Fällen, wo die Verhältnisse und die Konstitution der Kranken ein Wochen langes, unausgesetztes horizontales Liegen gestatten, folgendes:

Nachdem etwa vorhandene entzündliche Anschwellungen, Hyperämieen des Uterus oder der Scheide durch Applikation von Blutegeln durch antiphlogistisches Verfahren beseitigt, — grosse geschwürige Stellen durch Anwendung einer schwachen Auflösung von *Argentum nitricum* einigermassen zur Heilung gebracht sind, — die lederartige Beschaffenheit der Scheide durch fortdauernde lauwarme Fomentationen ein wenig umgeändert, nachdem mehrere Tage eine einfache Diät beobachtet und der Unterleib durch passende Mittel gehörig ausgeleert worden ist, — bringe ich einen sehr grossen, vorher in Wasser getauchten und stark ausgedrückten Schwamm in die Scheide, welcher dieselbe nach allen Dimensionen vollkommen ausfüllt, (der Schwamm muss so gross sein, dass die Applikation desselben nicht nur einige Schwierigkeiten sondern der Kranken sogar Schmerzen verursacht). Nach 24 Stunden entferne ich denselben eigenhändig unter langsamen und vorsichtigen Rotationen, lasse die Scheide mit lauwarmen Wasser gehörig ausspritzen, bringe den gereinigten, oder doch einen ebenso grossen Schwamm wieder ein und wiederhohle dies Verfahren, bis eine grosse Schmerzhaftigkeit, eine entzündliche Reizung der Scheide eintritt und bis der Schwamm beim Herausnehmen mit blutig gefärbtem Schleim bedeckt erscheint, was gewöhnlich schon nach der zweiten oder dritten Applikation zu geschehen pflegt. Solche mit blutigem Vaginalschleim getränkten Schwämme verbreiten einen entsezlichen fauligen Gestank, ich habe es daher immer für zweckmässig gehalten, die Kranken schon vorher darauf vorzubereiten, um ihnen eine unnütze Sorge und Beunruhiguug zu ersparen. — Ich setze nun einige Tage die Anwendnng des Schwammes aus, lasse aber die strengste Ruhe, fortwährend horizontale Lage, sparsame Diät beibehalten und täglich wiederhohlte Injektionen von lauwarmen schmerzlindernden Infusen machen, bis die entzündliche Beschaffenheit der Genitalien beseitigt ist und wiederhohle dann dieselbe Procedur einige Mal. Der auf diese Weise künstlich erregte kongestive, hyperämische Zustand erstrekt sich nicht allein auf die Vaginalschleimhaut, sondern auf das submuköse Zellgewebe, auf die Muskelschicht der Vaginalhaut, selbst auf die angrenzenden Gebilde, wofür die häufig eintretenden Urinbeschwerden den deutlichsten Beweis liefern, und bewirkt nicht nur eine günstige Umänderung der Schleimhaut, welche allmählig die abnorme lederartige Beschaffenheit verliert, sondern ruft auch eine erhöhte Thätigkeit der Muskelfasern hervor, welche sich bald durch ihre Wirkung auf den Schwamm dadurch zu erkennen giebt, dass derselbe beim Herausnehmen aus der Scheide zusammengedrückt erscheint. Ich verkleinere nun allmählig den Schwamm und überziehe ihn mit einem weichen leinenen Säckchen, erlaube aber erst nach einigen Wochen dass die Kranken wieder aufstehen und umhergehen; gleichzeitig verbessere ich die Diät, verordne nöthigenfalls roborirende Mittel, sorge für leichte Stuhlausleerungen, verbiete jede körperliche Anstrengung und lasse einen Schwamm von mässiger Grösse noch Monate lang wenigstens bei Tage tragen. Als Nachkur müssen Einsprützungen von mässig kaltem Wasser von 12 bis 15 Grad Wärme, mit Hülfe einer Clysopompe oder mit einem Douche-Apparat in Anwendung kommen, welche Morgens und Abends gemacht werden können. Statt des Wassers nehme ich wohl einen schwachen Aufguss von Chamillen-Blumen oder von milden aromatischen Kräutern, aber nie die allgemein gebräuchlichen stark adstringirenden Mittel, wie *cortex quercus, salicis, radix Ratanhiae,* Alaun u. s. w., weil ich von solchem Gerben der Scheide nie Nutzen, wohl aber den Nachtheil gesehen habe, dass die Wiederkehr der normalen Beschaffenheit der Schleimhaut recht absichtlich verhindert und der Grund zu Indurationen des Uterus gelegt wurde. Endlich sind allgemeine Bäder, im Winter lauwarme aromatische, im Sommer nach der verschiedenen Konstitution der Kranken, Fluss - oder Seebäder, oder die eisenhaltigen und unter diesen ganz vorzüglich die Luisen- und Moorbäder in Franzensbad zn empfehlen.

Gegen dieses erfolgreiche Verfahren lässt sich jedoch mit Recht einwenden, dass es nur bei wohlhabenderen Kranken Anwendung finden kann, da den ärmeren Frauen die dazu nöthige Zeit und das dazu erforderliche Geld fehlt, ich habe deshalb von jeher für die Letzteren nach einer schnelleren zugleich aber sicheren Abhülfe ihrer Leiden gesucht, damit sie ungestört ihrem Broderwerb nachgehen könnten, habe diese aber, wie ich schon oben bemerkte, weder in einem operativen Verfahren, noch in der Anwendung von Pessarien und muss nun hinzufügen, eben so wenig in der bisherigen Behandlung mit Schwämmen gefunden, denn auch der Schwamm mit seinen unläugbaren Vorzügen genügt allein keinesweges, um alle veralteten oft kolossalen Gebärmutter- und Scheiden-Vorfälle, durch welche vorzugsweise die ärmeren Frauen, so überaus unglücklich gemacht werden, auf der Stelle zurückzuhalten.

Es blieb mir Jahre lang nichts übrig als solchen Unglücklichen durch die oben erwähnte Stützbandage eine freilich nur geringe Erleichterung ihrer Leiden zu verschaffen, bis es mir endlich gelungen ist, dem bisherigen Uebelstande abzuhelfen und durch eine sogleich näher zu beschreibende sehr einfache Vorrichtung die Schwämme in solcher Art anzuwenden, dass ein jeder noch so grosser Vorfall dadurch vollständig zurückgehalten wird.

Der ganze dazu nöthige Apparat besteht:

1) in einem Fischbeinstäbchen, welchen ich Gebärmutterträger, *hysterophor* genannt habe;
2) in einem passenden Waschschwamm;
3) in einer T binde.

Der Gebärmutterträger ist ein flaches Fischbeinstäbchen von 12 bis 13 Zoll Länge, je nach der verschiedenen Grösse der Frauen, oder vielmehr nach der verschiedenen Länge des Raums zwischen den Genitalien und dem Nabel. Es ist an dem oberen abgerundeten Ende 1 Zoll breit, wird allmählig schmaler, so dass es am untern Ende nur eine Breite von 2 Linien behält und mit einem kaum 3 Linien breiten abgerundeten Knöpfchen endet, — ein zweites ähnliches Knöpfchen befindet sich etwa 1½ Zoll von dem ersten entfernt. *) In dem obern breiten Theil hat dasselbe 6 Linien von dem obern Rande zwei 6 bis 7 Linien lange, etwa 2 Linien breite Löcher. Das ganze Instrument hat überall eine gleichmässige Dicke von ½ Linie, sehr sorgfältig abgerundete Ränder, muss von gutem festen Fischbein gearbeitet, glatt, gut polirt sein und darf besonders keine dünnere Stelle haben, damit es beim Gebrauch nicht knickt.

Der mit den Knöpfchen versehene Theil des Stäbchens wird in einen (schon oben beschriebenen) weichen, feinporösen, glatten, cylindrisch geschnittenen Waschschwamm etwa 1½ bis 2 Zoll tief gesteckt, nachdem man zuvor ein entspre-

*) Ich habe in neuster Zeit die Ränder des zwischen beiden Knöpfchen befindlichen Theils des Instruments in seiner ganzen Länge mit stumpfen Zähnen versehen lassen, um das Hin- und Herschieben und Herausgleiten aus dem Schwamm noch sichrer zu verhüten.

chendes Loch von der Mitte der untern Fläche aus in denselben gebohrt hat, (was beiläufig gesagt, sich am besten bewerkstelligen lässt, wenn der Schwamm noch trocken ist,) und dieser wird an seinem untern Ende mit einem dünnen Bindfaden an das Instrument möglichst fest gebunden. Der Schwamm selbst muss nach der Grösse des Vorfalls, nach der Weite der Scheide etwa 2½ bis 3 Zoll Länge, 2 Zoll und mehr im Durchmesser und 5 bis 6 Zoll im Umfange haben, so dass er die Scheide mässig ausfüllt.

Die Anwendung geschieht in folgender Art. Nachdem der Vorfall vollständig reponirt, Blase und Mastdarm entleert ist, wird am besten in horizontaler Lage der Kranken, der an dem Stäbchen befestigte in kaltes Wasser getauchte Schwamm stark aus- und zusammengedrückt so tief in die Scheide geschoben, dass nicht das Mindeste von demselben in der Schamspalte fühlbar ist; — dann wird das Stäbchen nach vorn gegen den Unterleib in die Höhe gebogen und mittelst eines durch die beiden beschriebenen Löcher gezogenen, oberhalb der Hüftbeine rings um den Bauch reichenden schmalen Bandes fest gebunden, so dass der breite Theil des Instruments flach auf der *linea alba* nnd der obere Rand desselben auf der Nabelgegend zu liegen kommt, und endlich wird der Schwamm, im Fall derselbe bei diesem Verfahren etwas herabgezogen wurde, nachträglich wieder recht tief in die Scheide gedrückt. Um das Zerren des Instruments durch die Kleidungsstücke und das dadurch möglich werdende Hervorgleiten des Schwammes zu verhüten, um dasselbe bei den verschiedenen Bewegungen des Körpers immer in seiner Lage zu erhalten, ist es nothwendig eine T binde, oder noch besser' besonders bei Dilacerationen des *perinaeum*, die oben beschriebene Stützbandage in der Art anlegen zu lassen, dass sie den ganzen ausserhalb der Genitalien befindlichen Theil des Stäbchens vollständig bedekt und schüzt.

Das beschriebene Verfahren hat eine doppelte Wirkung: 1) wird durch die Federkraft des gekrümmten Fischbeinstäbchens der Schwamm und durch diesen wieder die gleichmässig ausgedehnte Scheide in ihrer ganzen Länge gegen die Aushöhlung des *os sacrum* gedrückt, dem ersten dadurch ein sichrer Stützpunkt gegeben, die Scheide aber wieder an ihre Lage im Becken gewöhnt, 2) wird durch den Druck welchen die straff angezogene T binde oder das Kissen der Stützbandage auf den untern aus den Genitalien hervortretenden Theil des Hysterophors ausübt, der Schwamm nach oben gegen das Scheidengewölbe und gegen den Uterus gedrängt und auf diese Weise die dislocirt gewesenen Theile so sicher in ihrer Lage erhalten, dass sie weder beim Pressen und Drängen, noch bei irgend einer Bewegung der Kranken, weder beim Gehen und Steigen, noch beim Knieen und Sitzen wieder hervortreten.

Ich will hier noch darauf aufmerksam machen, dass es keineswegs gleichgültig ist, wie weit das Stäbchen in dem Schwamm stekt, dass vielmehr von diesem scheinbar geringfügigen Umstande das sichere Liegenbleiben des Instruments in der Scheide und zum Theil also der günstige Erfolg des Verfahrens abhängig ist; nur dann, wenn das Fischbeinstäbchen, wie ich schon oben angegeben habe, nach der verschiedenen Länge der Schwämme, mindestens 1½ bis 2 Zoll in dieselben hinein gestekt wird, so dass es kaum 1 Zoll von der obern Fläche des Schwammes entfernt bleibt, was vollkommen genügt, um das natürlich schädliche Herausdringen des Knöpfchens nach oben zu verhüten, — nur dann ist ein in solcher Art erigirt erhaltener Schwamm im Stande, die Scheide in ihrer ganzen Länge auszufüllen und dem herabdrängenden Uterus die nöthige Resistenz zu bieten.

Der Druck welchen der Schwamm auf das *os sacrum* und die Weichgebilde ausübt ist so gering, dass er kaum von den Kranken gefühlt wird, und wird ausserdem noch dadurch gemildert, dass das Fischbeinstäbchen in Folge der natürlichen Wärme der Scheide von seiner Spannkraft verliert und sich nach innen krümmt, so dass es zweckmässig ist, dasselbe beim täglichen Einbringen immer nach der entgegengezten Seite umzubiegen, um die verloren gegangene Federkraft wieder herzustellen.

Bei der Urin- und Stuhlausleerung muss natürlich die Binde entfernt werden, das Instrument selbst ist aber durchaus nicht hinderlich; sollte jedoch bei der letzteren, oder bei grössern Körperanstrengungen der Schwamm etwas herabsinken und in der Schamspalte fühlbar werden, so muss die Kranke ihn wieder zurückdrücken, damit er nicht die äussern Genitalien scheuert. Die Applikation des Instruments ist leicht, kann von den Kranken selbst bewerkstelligt werden und geschieht am besten des Morgens im Bett, nachdem vorher die Scheide mit kaltem Wasser oder kaltem Chamillenthee ausgesprützt ist; — Abends wird das Instrument fortgenommen, die Scheide wieder durch Einsprützungen gereinigt, der Schwamm sorgfältig ausgewaschen und nur bei sehr veralteten Vorfällen von ungewöhnlichem Umfange, welche die Neigung haben nach jeder Reposition fast augenbliklich wieder hervorzutreten, wenigstens in den ersten 8—14 Tagen sogleich wieder eingebracht; — in den übrigen Fällen kann es des Nachts fortgelassen werden. Bei sehr grosser Empfindlichkeit der Scheide, bei weit verbreiteten Exkoriationen der prolabirten Theile kann man den Schwamm mit einem leinenen Säckchen überziehen und dasselbe vor dem Einbringen mit Mandelöl oder mit einer Ceratsalbe bestreichen lassen. Uebrigens versteht es sich von selbst, dass bei gleichzeitigen anderen krankhaften Zuständen des Uterus oder der Genitalien überhaupt, die Behandlung derselben der Anwendung des Gebärmutterträgers vorangehen muss.

Es wird kaum nöthig sein, darauf aufmerksam zu machen, dass das Material, aus welchem der Gebärmutterträger gefertigt wird, vor allen übrigen, namentlich vor Metallen, den grossen Vorzug hat, dass es bei der nöthigen Federkraft weder durch Urin noch durch die Sekrete der Genitalien angegriffen oder verändert wird; — ebenso dürfte es wohl einem

Jeden sogleich in die Augen fallen, dass das Instrument, bei der grössten Einfachheit, im erhöhten Maasse alle diejenigen Vortheile bietet, welche man bei der Anwendung der Schwämme zu erreichen beabsichtigte, es bleibt mir daher nur noch übrig hinzuzufügen, dass nach meinen schon vielfachen Erfahrungen dasselbe wirklich allen Erwartungen vollkommen entspricht und dass es sich in der That als ein zweckmässiges und nützliches Instrument bewährt. In allen mir in neuster Zeit vorgekommenen Fällen von *prolapsus uteri et vaginae completus* habe ich immer den erfreulichen Erfolg gesehen und Dr. B. Reinhardt hat sich mit mir bei 25 Frauen aus meiner Armen-Praxis davon überzeugt, dass mehr als Faust gross prolabirte Genitalien, welche durch die einfache Anwendung von Schwamm und Stützbandage nicht zurückgehalten werden konnten, durch die Anwenduug des Gebärmutterträgers nicht nur vollständig zurückgehalten, sondern sogar nach einem 4 bis 6wöchentlichen Gebrauch, in Folge des anhaltenden gleichmässigen Drucks, wieder in solchem Grade an die ihnen zukommende normale Lage gewöhnt wurden, dass sie nach Fortnahme des Instruments nicht mehr von den Kranken hervorgedrängt werden konnten und Stunden lang zurückblieben, während sie vorher nach jedem Repositionsversuch fast augenblicklich wieder hervortraten; *) — es lässt sich hiernach mit einiger Wahrscheinlichkeit erwarten, dass der längere Gebrauch des beschriebenen Apparates sogar eine Radikalkur der Vorfälle herbeiführen werde, worüber freilich erst eine spätere Erfahrung entscheiden kann. Da die hiesige Armen-Direktion mir mit grosser Bereitwilligkeit die Anwendung des Gebärmutterträgers in der Armen-Praxis bereits

---

*) Ich habe mehrere der von mir behandelten Frauen den Mitgliedern der Gesellschaft für Geburtshülfe in der Versammlung vom 14. Dezember v. J. vorgestellt, damit sich dieselben durch eigene Anschauung von diesem überraschenden Erfolge überzeugen konnten.

gestattet hat, so werde ich Gelegenheit haben über diese noch zweifelhafte Frage hinreichende Erfahrungen zu sammeln und dieselben später veröffentlichen.

Der Gebärmutterträger wird nach meiner Angabe vom hiesigen Instrumentenmacher Schneider (Rosenstrasse Nr. 19, am neuen Markt) sorgfältig angefertigt und kostet bei demselben 15 Silbergroschen.

Druck von C. Feister in Berlin.

Berlin, 1848.